NOTE

SUR

LA FOLIE

A DOUBLE FORME

PAR

Le Docteur DOUTREBENTE

ANCIEN CHEF DE CLINIQUE DES MALADIES MENTALES
ANCIEN MÉDECIN DU SERVICE DES ALIÉNÉS DU DÉPARTEMENT DE LA SEINE,
MEMBRE TITULAIRE DE LA SOCIÉTÉ MÉDICO-PSYCHOLOGIQUE
ET DE LA SOCIÉTÉ D'ANTHROPOLOGIE,
LAURÉAT (MÉDAILLE D'OR), PRIX L. TONNELÉ, 1867,
LAURÉAT (MÉDAILLE D'OR), PRIX ESQUIROL, 1868,
DIRECTEUR-MÉDECIN DE L'ASILE PUBLIC DES ALIÉNÉS DE BLOIS.

PARIS

IMPRIMERIE DE L'*ÉTOILE*

BOUDET, DIRECTEUR

1, RUE CASSETTE, 1

—

1882

NOTE

SUR LA

FOLIE A DOUBLE FORME

ACCÈS MULTIPLES SE PRODUISANT A DES INTERVALLES

INÉGAUX ET SOUVENT TRÈS LONGS

Par le Dr DOUTREBENTE

Directeur-Médecin de l'asile des aliénés de Blois

La folie à double forme est assurément une vésanie dont l'étude offre un grand intérêt, mais on est obligé de reconnaître que, si on a beaucoup discuté sur ce sujet, la science ne possède encore que très peu d'observations.

Les premières ont été publiées par M. Baillarger, dans son mémoire lu à l'Académie en 1854. Ces observations, au nombre de six, avaient été choisies de manière à reproduire les différentes formes de la maladie.

Au point de vue de la marche, il a signalé trois formes principales :

La première comprend les accès revenant d'une manière intermittente à des intervalles réguliers ou à peu près réguliers.

Dans la seconde se rangent les malades qui ont aussi un certain nombre d'accès, mais à des intervalles tout à fait irréguliers.

Dans la troisième forme, les accès se succèdent sans interruption, c'est la double forme à accès continus.

Les faits de la seconde catégorie sont peut-être les plus rares, et je crois devoir en publier aujourd'hui un exemple qui m'a paru avoir quelque intérêt.

Cette observation a d'ailleurs cela de remarquable qu'il y a eu, dans ce cas, hérédité similaire. Le père du malade avait, en effet, été atteint d'accès pareils à ceux qui se sont développés plus tard chez son fils.

SOMMAIRE. — 55 ans. Père atteint de folie à double forme : premier accès à 25 ans. — Période maniaque initiale. — Durée de l'accès, deux mois. — Deuxième accès à 29 ans. — Durée de l'accès, deux mois. — Troisième accès à 35 ans. — Quatrième accès à 42 ans. — Cinquième accès à 55 ans.

M. D... Louis, aujourd'hui âgé de cinquante-six ans, négociant, originaire du nord de la France et domicilié à R..., a fait cinq séjours dans une maison de santé depuis vingt-cinq ans.

D'une taille moyenne, le thorax et les membres bien conformés, M. D... jouit habituellement d'une bonne santé physique ; mais si on examine la conformation extérieure du crâne, on constate une microcéphalie évidente avec aplatissement de la région frontale. L'indice céphalique, calculé suivant la méthode de Broca, donne 74 et répond à un crâne long ou dolichocéphale.

Les renseignements recueillis sur la famille de notre malade, nous ont appris que son père avait présenté les mêmes particularités morbides, que nous décrirons plus loin ; mais après un certain nombre d'accès, il devint impossible de distinguer les périodes de manie ou de mélancolie et les intermittences. Les enfants de M. D... ne présentent rien de particulier, si ce n'est le plus jeune qui a un pied-bot.

Dès l'enfance, notre malade passait déjà pour un peu

bizarre et présentait des variations d'humeur presque périodiques ; il a pratiqué sur une large échelle l'école buissonnière, désertant la famille ou le collège pour vivre à l'aventure comme un vagabond, sans but avouable et sans motif précis. Quand il ne réussissait pas à s'évader, on le trouvait triste, songeur et absolument inactif. Puis brusquement, il se remettait au travail avec une ardeur fébrile, essayant pendant un mois ou deux de regagner le temps perdu ; on le voyait alors, m'a dit son frère, déployer des ressources intellectuelles, qu'on refusait de lui accorder en temps ordinaire. Des études faites ainsi, à bâtons rompus, constituent à M. D... une demi-instruction assez étendue, mais superficielle en toute chose.

Premier accès. — Vers l'âge de vingt-cinq ans, D... a présenté tous les symptômes d'une manie congestive avec surexcitation des facultés intellectuelles et conceptions délirantes de nature orgueilleuse ; il se lance alors dans des opérations financières et industrielles qui devaient lui rapporter de gros bénéfices ; mais pendant ce temps, son fonds de commerce périclite ; il ne s'en préoccupe pas le moins du monde et cherche querelle à sa femme, qui cependant à elle seule fait encore marcher la maison de commerce. Au bout de quelques semaines, il abandonne sa famille, se rend à Paris pour mettre ses grands projets à exécution, il réussit rapidement à se faire prendre par la police en pleine période d'excitation maniaque. Placé pour la première fois dans une maison de santé, il ne tarde pas, au bout d'un mois, à présenter les signes les plus évidents d'une amélioration assez notable ; à l'agitation succède le calme le plus complet et cela assez brusquement. A ce moment on espérait presque la guérison, mais le médecin traitant ne tarda pas, au bout de quelques jours, à remarquer que cette accalmie ne présageait rien de bon : D... ne parlait plus, ne manifestait aucun désir, et progressivement marchait vers un état de stupeur mélancolique pendant lequel il ne

. fit plus un mouvement volontaire, se laissant soigner et nourrir comme un enfant. Cette période de mélancolie aiguë dura encore un mois et disparut dans le cours du mois suivant, où M. D... revint à l'état normal.

Pendant quatre ans et neuf mois, M. D... a pu reprendre la direction de ses affaires en y apportant, m'ont dit son frère et son fils, tout le calme, le sang-froid et le discernement nécessaires pour la bonne gestion de toute entreprise commerciale ; il était parfaitement guéri.

Deuxième accès. — Puis, sans cause occasionnelle apparente, son caractère change, il cherche dispute à ses parents, querelle sa femme, néglige ses affaires tout en parlant d'en décupler le chiffre ; l'agitation survient avec le besoin exagéré de locomotion et les idées ambitieuses. Placé immédiatement dans une maison de santé, D... n'eut pas le temps de dilapider sa fortune et de déprécier son commerce, comme il l'avait fait au premier accès. Suivant le dire des parents, la maladie aurait suivi la marche décrite plus haut, chaque période ayant une durée d'un mois. Toutefois, comme M. D..., était inoffensif dans l'état de mélancolie, il fut mis en liberté trente-cinq jours après la seconde séquestration.

Troisième accès. — Dix ans après le début du premier accès, alors que le malade était âgé de trente-cinq ans, il fallut de nouveau placer M. D... dans la maison de santé où il est encore aujourd'hui; les notes médicales que nous avons trouvées sur ce troisième accès sont fort courtes et se réduisent à ces quelques mots : « Rien de particulier à signaler dans l'état mental, si ce n'est qu'il est la reproduction exacte de ce que nous avons déjà observé lors de la deuxième séquestration. »

Quatrième accès. — Il présente ceci de particulier, c'est qu'il n'a pas été observé par la famille et les médecins habituels, le malade avait alors quarante-deux ans. Son humeur vagabonde paraissant atténuée, par les progrès de l'âge, inspirait moins d'inquiétude à sa famille, lorsque, après quarante-huit heures de changement dans ses habitudes et une légère irritation, il disparut du logis pour n'y revenir qu'au bout de six mois. C'est pendant la guerre que D... fit cette fugue ; la famille, qui se trouvait dans la portion de la France envahie par l'ennemi, ne put faire que des tentatives infructueuses pour savoir ce qu'il était devenu ; elle est persuadée que, pendant son absence, D... a été placé dans un asile d'aliénés du midi de la France, d'où il a réussi à sortir soit par évasion, soit par suite de guérison. Le malade, interrogé à cet égard, n'a jamais fourni d'explications catégoriques ; il est vrai de dire que D... n'avoue pas facilement ses nombreux séjours dans une maison de santé et que même, dans les périodes d'intermission, il évite de parler d'accidents névropathiques dont alors il a conscience. Pendant la période d'excitation, il crie à la séquestration arbitraire et fait plaintes sur plaintes au procureur de la République ; quand il rentre chez lui, il oublie tout pour se remettre au travail et vivre tranquillement en bon père de famille.

Cinquième accès. — Nous avons observé l'année dernière le cinquième accès, survenu après neuf ans d'intermission ; l'agitation a duré trois mois et s'est continuée pendant quelques jours avec des alternatives de calme et d'agitation, comme on l'observe parfois chez les fous raisonnants qui se prétendent persécutés par leur famille et qui protestent contre leur séquestration : « C'est dans le but de me dépouiller et de dilapider ma fortune que ma femme m'a fait séquestrer. »

Les parents trouvaient que l'accès durait d'une façon insolite et craignaient que, à l'exemple de son père, M. D..., ne finisse pas rester malade sans période d'intermittence ; ils attendaient avec impatience le retour de la période de mélancolie pour faire sortir le malade ; habitués qu'ils sont à compter les jours, ils manifestent souvent par lettres l'étonnement que leur cause la prolongation du séjour. Enfin, après cent dix jours de séquestration, D... devenant calme, puis profondément mélancolique, la famille réclama sa sortie. Quatre mois après, notre malade avait repris ses occupations antérieures et jouissait au physique et au moral d'une santé parfaite.

On voit dans l'observation qui précède, que le malade a eu cinq accès séparés entre eux par des intervalles de santé de plus en plus longs : cinq, six, sept et treize ans. Cette observation peut être rapprochée d'un fait rapporté par Esquirol, mais avec cette différence que les accès, au lieu de s'éloigner à mesure que le malade avançait en âge, survenaient au contraire à des intervalles de plus en plus rapprochés. Le dernier accès seul fait exception.

Il s'agit d'une femme qui eut à vingt et un ans un premier accès de folie à double forme et qui, successivement, en eut six autres à des intervalles de huit, de six, de quatre ans, d'un an ; le sixième accès n'eut lieu que cinq ans après le cinquième. Tous ces accès, dit Esquirol, offrirent le même caractère : « invasion subite provoquée par quelque affection » morale ; période maniaque de deux à trois mois, rempla- » cée par la période mélancolique qui d'abord n'avait que » deux à trois mois de durée, et qui a persisté beaucoup » plus longtemps dans les deux derniers accès. »

Les faits de ce genre sont rares, mais ils permettent au moins de juger les discussions qui ont eu lieu quant à la dénomination qu'il convient de donner à la maladie.

Falret, comme on sait, avait d'abord signalé pour la manie et la mélancolie un certain mode de succession qu'il désignait sous la dénomination de *forme circulaire des maladies mentales* ; mais quand il admit plus tard des accès spéciaux constituant une entité morbide nouvelle, il substitua à la dénomination de *forme circulaire des maladies mentales*, celle de *folie circulaire*.

L'accès de folie circulaire était constitué par trois périodes : l'une d'excitation, l'autre de dépression, la troisième était formée par l'intermittence, la longueur de cette dernière période étant d'ailleurs des plus variables.

Je crois devoir faire remarquer que, si l'auteur n'avait pas admis l'intermittence comme une période, la dénomination de *folie circulaire* n'avait plus de sens, car dans le cas que je viens de rapporter et dans l'observation d'Esquirol, le cercle eût été interrompu par plusieurs années de santé parfaite.

Le malade auquel j'ai donné des soins, n'a eu son dernier accès qu'après treize ans d'intermittence ; ce malade, tout en étant dans l'état le plus normal et en gérant très bien ses affaires, eût donc dû être considéré, pendant ces treize années, comme accomplissant la troisième période d'un accès dont les deux premières n'avaient duré que quelques mois à peine. Ai-je besoin d'ajouter qu'une telle théorie n'est point soutenable et qu'en l'adoptant, on serait conduit à transformer les maladies intermittentes en maladies *circulaires*? On ne doit donc pas s'étonner que M. Jules Falret, dans son dernier travail sur la *folie circulaire*, ait abandonné cette dénomination.

Il a proposé de la remplacer par celle de *folie à formes alternes*.

Il est facile de démontrer que l'observation que je publie n'est pas une *folie à formes alternes*. Pour qu'il en fût ainsi, il faudrait que les deux périodes qui caractérisent l'accès aient été séparées entre elles par une véritable intermittence. Or, c'est ce qui n'a pas eu lieu. Si cette intermittence avait existé, le malade aurait eu non pas cinq accès de *folie à double forme*, mais cinq accès de *manie* et cinq accès de *mélancolie*.

Il y a certainement des faits de ce genre et on ne peut

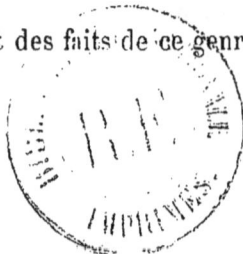

.leur appliquer de meilleure dénomination que celle de *folies à formes alternes*. Il est vrai que personne n'eût eu la pensée de créer, après la seule observation de ces cas, une entité morbide nouvelle et de lui donner une dénomination particulière.

Ce qui caractérise la *folie à double forme*, c'est l'existence de deux périodes qui ne sont séparées par aucune intermittence. Quand des accès de folie se reproduisent à certains intervalles périodiques, ils constituent une maladie intermittente comme toutes les autres ; on ne peut pas dire en effet qu'une maladie alterne avec elle-même.

On ne saurait donc appliquer à l'observation que je publie, pas plus qu'à celle d'Esquirol, ni la dénomination de *folie circulaire*, ni la dénomination de *folie à formes alternes*.

Le père du malade, dont j'ai cité ici l'observation, avait eu un grand nombre d'accès et les intervalles lucides avaient fini par disparaître ; les accès se succédaient sans interruption. Or, on a vu que, chez le fils, les accès au contraire semblaient s'éloigner à mesure qu'il avançait en âge. On peut donc espérer que la terminaison sera moins fâcheuse.

Il faut d'ailleurs, je crois, dans les cas de ce genre faire une certaine part, en dehors de l'influence héréditaire, aux causes occasionnelles. Dans l'observation publiée par Esquirol, par exemple, chaque nouvel accès semble avoir été provoqué par des causes morales bien déterminées.

Pendant ses premiers accès, M. D.., comme on l'a vu, avait du délire ambitieux (il voulait faire des spéculations, de grandes entreprises et il compromettait sa fortune). C'est là un mode de délire fréquent dans la période maniaque de la folie à double forme. Je n'ai pas besoin de faire remarquer combien ce délire ambitieux, contenu dans des limites assez étroites, offre d'intérêt au point de vue médico-légal. Dans les derniers accès, le délire semble s'être modifié et

avoir pris surtout les caractères de la folie morale, en ce
sens que D... avait surtout le délire des actes avec incon-
science de son état, perversion des sentiments affectifs,
méchanceté persistante pour son entourage et principale-
ment pour sa femme, dont l'intelligence et le dévouement
méritaient les plus grands éloges. La période de mélancolie
avait beaucoup perdu de son acuité; dans les derniers accès
elle ressemblait à une mélancolie simple sans présenter
tous les caractères de la stupidité, ainsi qu'on avait pu
l'observer lors du premier accès. Nous ajouterons, pour
terminer, que D... est encore aujourd'hui fort intelligent et
que probablement il conservera longtemps encore l'intégrité de ses facultés intellectuelles, à moins que les accès
futurs, au lieu de s'éloigner, comme ils l'ont fait jusqu'à
présent, n'aillent au contraire en se rapprochant. Dans ce
cas, on pourrait prévoir la fâcheuse terminaison observée
déjà chez le père. Cette observation nous fait assister à
une transmission d'hérédité vésanique similaire et nous
ferons remarquer que la maladie, à cette seconde généra-
tion, semble au moins jusqu'ici s'être atténuée. Les enfants
de D.., trois garçons ayant déjà un certain âge, nous
paraissent avoir hérité des qualités intellectuelles et morales de la mère, tout en ayant avec le père une ressem-
blance physique assez évidente.

Comme je l'ai dit plus haut, ce qui sépare les folies à
formes alternes de la folie à double forme, c'est l'intermittence qui isole les deux vésanies dans le premier cas et qui
n'existe pas dans le second.

Cependant il faut reconnaître qu'il y a, quant à l'intermittence, des faits pour lesquels une erreur est possi-
ble, en ce sens qu'on peut prendre la période de transition
d'une folie à double forme pour une véritable guérison.

Dans les accès de folie à double forme à très longues
périodes, le passage de la dépression mélancolique à l'excitation maniaque est quelquefois assez long pour simuler

une intermittence. Cette période de transition peut durer en effet un mois ou même six semaines. Le malade qui sort de la dépression mélancolique et qui tend vers l'excitation, réclame sa mise en liberté et il arrive qu'on cède à ses instances. Mais, à peine le prétendu convalescent a-t-il quitté l'asile, que peu à peu les signes d'excitation maniaque se prononcent et qu'on est obligé de le séquestrer de nouveau. M. Baillarger avoue dans son mémoire qu'il a commis cette erreur et il cite d'autres exemples semblables. J'ai vu moi-même un fait qui était peut-être de même nature.

J'ai soigné, à l'asile des aliénés de Montdevergues, un homme d'âge mûr qui, depuis plus d'un an, présentait tous les signes d'une manie aiguë grave, en tout point semblable à tant d'autres que j'avais déjà eu occasion d'observer; je dois dire, cependant, que le malade était d'une *méchanceté* à nulle autre pareille; je n'y ai point alors fait attention, autrement que pour garantir ses compagnons d'infortune contre ses impulsions dangereuses, sans penser à l'importance qu'on aurait pu tirer de ce caractère comme élément de diagnostic différentiel. Un pronostic grave avait été émis en raison de la durée et de la ténacité de l'agitation, dont aucun traitement n'avait pu réussir à atténuer la violence, lorsque, dans l'espace de quelques jours, survint une amélioration tellement sérieuse, que je m'empressai de croire à une guérison prochaine. Le Dʳ Campagne, sans toutefois se prononcer nettement, n'osait croire à la persistance d'une rémission si soudaine et si complète; il mit tout en œuvre pour me faire partager ses doutes sans pouvoir y réussir. L'état de M. X... s'améliorant de jour en jour, il fut rendu à sa famille dans un état de santé des plus satisfaisants. J'avais donc eu raison de ne pas me rendre aux arguments de M. Campagne, dont la méfiance m'avait paru, d'ailleurs, sensiblement diminuer avec le temps.

Six mois après la sortie du malade et à l'occasion d'une visite faite dans une maison de santé privée avec M. Cons-

tans, inspecteur général, M. Cottard, directeur de l'asile
des aliénés de Montdevergues, m'apprit qu'il avait reconnu
dans cette maison de santé M. X..., passé à l'état de statue
sous l'influence d'une mélancolie avec stupeur : à ce moment, je me rappelai les réticences de mon chef de service
quand je me montrais si chaud partisan de la guérison et
je jurai, mais un peu tard, qu'on ne m'y prendrait plus.

J'ai eu, depuis, l'occasion de constater un grand nombre
de fois les alternatives de rémission et de rechute dans la
période terminale d'une manie ou d'une mélancolie, qui
marche vers la guérison, et j'ai prudemment réservé mon
diagnostic, en présence d'une guérison brusque et surve-
nant d'emblée, dans la crainte de voir s'établir une folie à
double forme ou une folie à formes alternes.

Dans une autre circonstance, et à propos d'un jeune sa-
vant ayant donné jusque-là les plus grandes espérances,
j'ai eu à faire un diagnostic différentiel, pour une excitation
maniaque avec délire ambitieux incohérent relevant, soit
d'une paralysie générale au début, soit d'une vésanie simple
(manie), soit d'une folie à double forme. J'avais appris par
la famille les antécédents vésaniques héréditaires qui, pour
moi, constituaient à la paralysie générale un terrain mal
préparé pour la recevoir et, si je ne tardai pas trop à voir que
j'avais affaire à une vésanie, je fus jusqu'à la fin dans l'im-
possibilité de me prononcer entre une manie simple et une
folie à double forme. La situation se prolongeant et devenant inquiétante, j'eus l'idée de recourir à l'application
d'un séton à la nuque, moyen qui m'a donné quelquefois
des résultats inespérés. Le remède ne parut pas, tout
d'abord, apporter des modifications sérieuses soit à la maladie, soit au diagnostic, lorsque enfin, après un mois d'at-
tente, nous eûmes le plaisir de constater une rémission
bientôt suivie d'une rechute, puis une seconde rémission,
une seconde rechute moins accusée, et ainsi de suite, jusqu'à la guérison qui était définitive soixante-cinq jours

après l'application du séton. A part la méchanceté, le malade ressemblait, en tout point, au moment de son agitation, à celui cité précédemment que j'avais observé à Montdevergues; mais, sans tenir compte du caractère, je formulai cependant le diagnostic définitif de manie simple, en raison de la marche lente et interrompue que la maladie avait suivie pour aboutir à la guérison. Depuis ce temps, notre malade s'est marié, a repris ses occupations antérieures, et ne paraît pas disposé à tomber dans la mélancolie, pour me faire commettre une erreur de diagnostic.

Chez un troisième malade, le nommé R..., cocher de grande remise, âgé de trente-cinq ans et qui lui aussi, pendant plusieurs mois se montra turbulent, agité, incohérent, avec un délire ambitieux analogue à celui qu'on observe dans la paralysie générale, il m'a été impossible, pendant mon séjour à Ville-Evrard, de faire le diagnostic entre une folie à double forme, une manie et une paralysie générale. Les signes physiques de cette dernière maladie avaient fait défaut et cependant, à l'autopsie, nous avons trouvé, dans la moitié antérieure des deux premières circonvolution frontales, les traces d'une méningo-encéphalite localisée dans cette région; après avoir fait le décollement de la pie-mère, nous avons pu constater que les adhérences n'existaient point en dehors de la région frontale, mais ces adhérences étaient assez nettes pour ne pouvoir être contestées; sur le plancher du quatrième ventricule, il n'y avait point de granulations épendymaires. C'est donc bien tardivement que le diagnostic de paralysie générale put être porté : nous nous étions trouvé en présence d'une méningo-encéphalite partielle, ayant évolué en moins d'un an, qui s'était seulement traduite par des phénomènes morbides de l'ordre intellectuel. Il faut en conclure que le processus scléroso-irritatif n'avait pas encore eu le temps de gagner les circonvolutions marginales et les pieds des circonvolutions frontales. Ces dernières régions, en effet, suivant l'opinion des partisans des localisations cérébrales, contiendraient les centres excito-moteurs de la face et des membres et seraient toujours lésées quand la paralysie générale, ce qui est la règle, s'est accusée par des signes de l'ordre physique, tremblement des membres, des muscles, de la face, etc.

Nous avions su, lors de l'entrée de R... à l'asile, que son père était mort à Bicêtre d'une maladie semblable à la sienne; ce renseignement absolument dénué de précision ne nous a pas permis de savoir si R... était vésanique ou cérébral et si, par conséquent, la maladie relevait d'une hérédité vésanique ou d'une hérédité congestive.

Rien n'est plus remarquable que l'analogie qui existe entre la période d'excitation de la folie à double forme et l'exaltation fonctionnelle, si bien décrite par M. Régis, au début de la paralysie générale; je suis obligé d'avouer que, pour ma part, j'ai fait une erreur de diagnostic en regardant comme atteint de paralysie générale, un ingénieur espagnol qui s'était fait arrêter à Paris par la police, pendant la période d'excitation d'un accès de folie à double forme. Cette erreur, d'ailleurs, avait été commise par plusieurs médecins aliénistes et m'a été clairement démontrée par M. Régis qui, ayant conduit le malade en Espagne dans une maison de santé, a pu obtenir la preuve que cet ingénieur avait déjà eu un premier accès de folie à double forme, quelques années auparavant. Je partage pleinement l'avis de M. Lunier, qui pense qu'il est à peu près impossible de faire le diagnostic différentiel de prime abord, c'est-à-dire à l'aide de l'examen seul du malade; il est donc nécessaire de rechercher avec soin les antécédents héréditaires et individuels du malade, ou attendre l'évolution de la maladie pour se prononcer avec certitude.

Le délire, dans la folie à double forme, est, suivant M. Baillarger, bien plus souvent caractérisé par des impulsions instinctives que par des conceptions délirantes pro-

prement dites; on observe aussi, comme dans la paralysie
générale; les excès alcooliques ou vénériens, le délire
ambitieux et parfois même un peu d'embarras de la
parole.

M. Régis, ainsi d'ailleurs que l'avait déjà fait remarquer
M. Jules Falret, a donné comme moyen de diagnostic un certain degré d'affaiblissement intellectuel, qu'on observerait
toujours chez le paralytique, même au début de la maladie,
alors qu'il y a intégrité absolue de l'intelligence dans la
folie à double forme, même quand la maladie date de loin.
Cette donnée, juste en elle-même au point de vue de la
théorie, est, dans la majeure partie des cas, difficile à
mettre en œuvre; il faudrait d'ailleurs avoir eu connais-
sance de l'état intellectuel du malade, avant le début du
mal, et malgré cela encore, on arriverait difficilement à
connaître la vérité, attendu que la mesure du niveau normal auquel peuvent s'élever les opérations de l'esprit est
peut-être impossible à déterminer. M. Régis a encore in-
sisté sur ce fait, à savoir : que si le paralytique, à de rares
exceptions près, se montre doux, affable et même philan-
thrope, le fou à double forme est généralement méchant
et égoïste; M. Baillarger l'avait déjà indiqué, puisque, dans
la folie à double forme, il avait « souvent constaté une
tendance continuelle à des actes de méchancetés.»

Je pense encore qu'il n'est pas inutile, en matière de
diagnostic, de redire avec J. P. Falret et Morel, que la
folie à double forme est une vésanie héréditaire ou une
variété de la folie héréditaire, alors que, suivant, les idées
exprimées dans ma thèse, la paralysie générale se déve-
loppe de préférence chez les gens antérieurement sains de
corps et d'esprit et absolument indemnes de tout vice
vésanique héréditaire.

Lorsque la double forme apparaît dans le cours d'une
paralysie générale, elle peut offrir de nouvelles difficultés
de diagnostic, puisque les deux états morbides en litige

se rencontrent sur le même sujet, pour former une ou deux maladies évoluant ensemble. Comment alors, et à coup sûr, déterminer si le malade est un vésanique ou un cérébral, en d'autres termes, s'il est atteint de folie à double forme ou de paralysie générale ? Si j'insiste sur ce point c'est qu'il m'est arrivé, en pareille occurrence, de ne pouvoir me prononcer et de dire aux internes du service : Il m'est impossible de porter un diagnostic certain, déterminé par des preuves scientifiques.

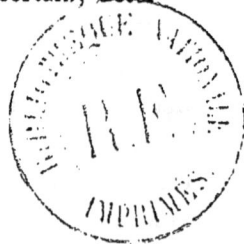

196. — Paris. — Imp. de l'Étoile. BOUDET, directeur, rue Cassette, 1.

www.ingramcontent.com/pod-product-compliance
Lightning Source LLC
Chambersburg PA
CBHW050454210326
41520CB00019B/6204